# Palavras
*para a* Vida

Copyright © 2023 Ryuho Okawa
Edição original em japonês: Jinsei e no Kotoba
© 2023 Ryuho Okawa
Edição em inglês: © 2023 Words for Life
Tradução para o português: © 2023 Happy Science

IRH Press do Brasil Editora Limitada
Rua Domingos de Morais, 1154, 1º andar, sala 101
Vila Mariana, São Paulo – SP – Brasil, CEP 04010-100

Todos os direitos reservados.
Nenhuma parte desta publicação poderá ser reproduzida, copiada, armazenada em sistema digital ou transferida por qualquer meio, eletrônico, mecânico, fotocópia, gravação ou quaisquer outros, sem que haja permissão por escrito emitida pela Happy Science – Happy Science do Brasil.

ISBN: 978-65-87485-47-8

# Palavras *para a* Vida

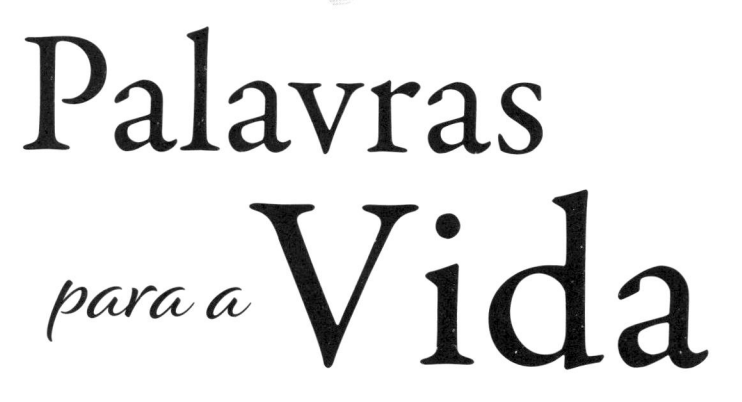

## Ryuho Okawa

Ⓡ IRH Press do Brasil

# Sumário

## Palavras para a Vida

Palavras para a Vida .................... 7
Posfácio e explicação .................... 117

Sobre o autor .................... 118
O que é El Cantare? .................... 119
Sobre a Happy Science .................... 121
Contatos .................... 123
Outros livros de Ryuho Okawa .................... 126

Palavras para a Vida

## 1

Nós, seres humanos, nascemos sem trazer nada, morremos sem levar nada.

## 2

Não há nada que você possa perder.

## 3

Você não está vivo.

Você está sendo vivificado por Deus.

④

O desejo de autopreservação

é algo que até os animais,

as plantas e os insetos possuem.

## 5

Mantenha seu amor-próprio com moderação.

## 6

Valorize cada passo

do seu dia a dia.

## 7

Saiba que ser ganancioso demais é vergonhoso.

## 8

O conhecimento acadêmico

é como uma espada:

ele logo enferruja.

### 9

Aqueles que julgam os outros como estúpidos não são de forma nenhuma sábios.

## 10

Aprenda com todos,

nem que seja uma coisa ou duas.

## 11

Aqueles que logo rebatem os outros possuem uma forte natureza animalesca.

## 12

Um homem de muitas palavras
não é necessariamente sábio.

## 13

Não seja como uma colher:

por mais que carregue

a sopa até a boca,

ela nunca saberá o seu sabor.

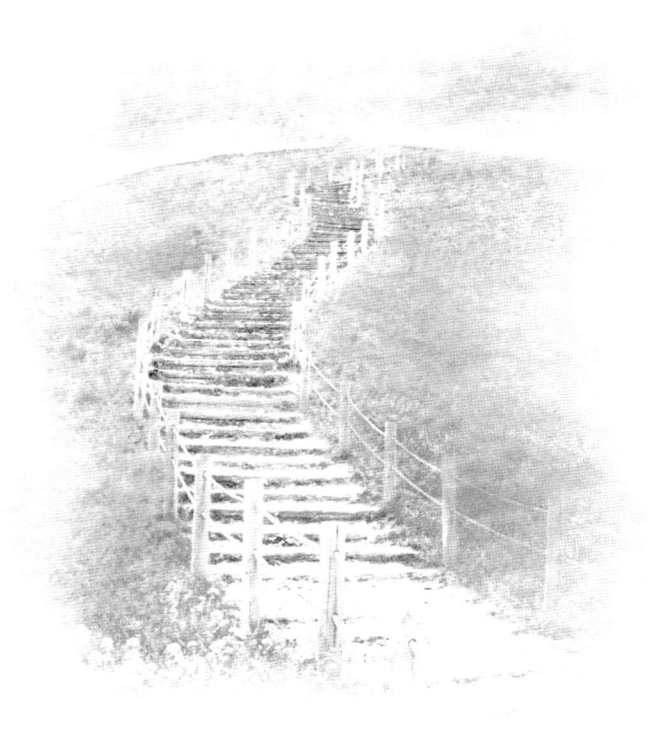

## (14)

Não há amor mais tolo do que aquele baseado apenas na aparência.

## 15

Pessoas que conseguem admitir seus erros têm os pés no chão.

## 16

Ser capaz de dizer "desculpe-me"

não é uma derrota,

mas um passo rumo ao sucesso.

## 17

Quando sentir inveja de alguém, pondere sobre os pontos admiráveis dessa pessoa.

## 18

Aprenda com os mais velhos. Você será ainda mais sábio se aprender também com os mais jovens.

**(19)**

Aqueles que têm o hábito de se apegar aos seus dias de glória são indivíduos que não progridem.

## 20

Ninguém que se vanglorie de ter um QI elevado na infância é bem-sucedido na vida.

## 21

Excepcionais são as pessoas que conseguem fazer até seus pais tolos parecerem admiráveis.

## 22

Nenhum filho ou filha é mais tolo do que aqueles que se gabam dizendo que são mais sábios que seus pais.

## (23)

Aqueles que se vangloriam das conquistas que obtiveram aproveitando-se do prestígio de seus pais só podem renascer como raposas.

## 24

Os chefes e colegas nunca darão reconhecimento àqueles que não demonstram gratidão por seus pais.

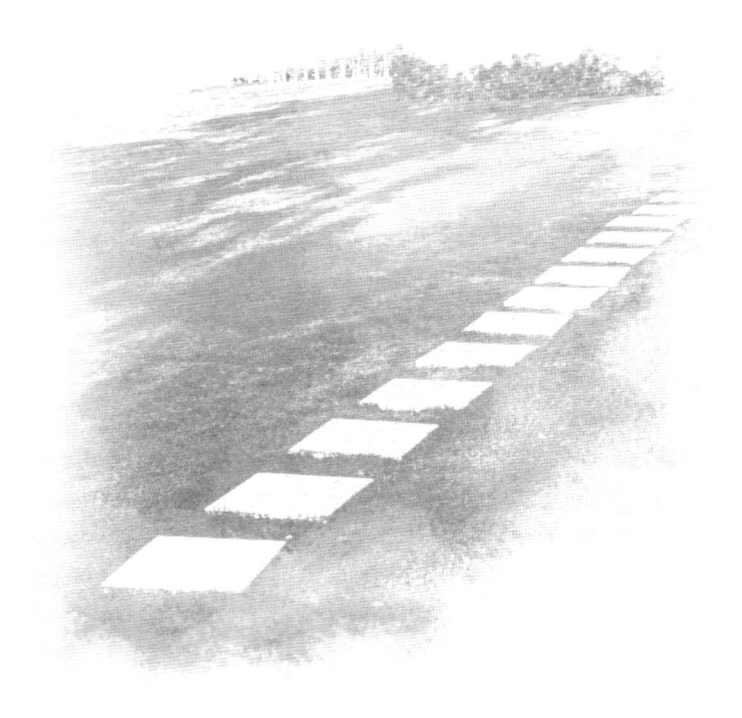

## 25

Pessoas que insistem na "igualdade" em qualquer situação são um fracasso na vida.

## 26

Pessoas que se gabam com frequência de sua origem familiar são detentoras de complexo de inferioridade.

## 27

Aqueles que conseguem controlar bem a própria raiva são chamados de "Pessoas no Caminho da Verdade".

## 28

Aqueles que acumulam dinheiro de modo desonesto se tornam "Pessoas do Pecado".

## (29)

Aqueles que assumem uma forte mentalidade de vítima estão prestes a se tornar "Pessoas de Vingança".

## 30

Aqueles que conseguem dizer "obrigado" estarão um passo mais perto do Céu.

## 31

Se você foi astuto e
acha que só você se deu bem,
não notará a armadilha
logo à sua frente.

## 32

Tenha como amigos pessoas mais capacitadas que você. Aqueles que se cercam de bajuladores acabarão sendo desprezados.

(33)

Quando você se torna uma figura importante, todas as críticas são dirigidas a você. Confie apenas em suas convicções.

43

## 34

Um *tengu* (uma pessoa egocêntrica) só consegue perceber seus erros ao experimentar uma queda.

## 35

Vangloriar-se de seu currículo acadêmico é apenas ruído para os outros.

## 36

Lembre-se de que o sucesso
é uma bênção do Céu e
o fracasso é sua responsabilidade.

(37)

Se você quer ser popular
com as mulheres,
dedique-se inteiramente
ao seu trabalho.

**(38)**

Homens que estão sempre correndo atrás das mulheres não são diferentes de cachorros vira-latas.

## 39

A felicidade de uma mulher não depende de quão popular ela é com os homens.

## 40

Ame de forma profunda, silenciosa e paciente.

## ㊶

Uma atitude do tipo
"toma lá, dá cá"
mostra que você é medíocre.

**(42)**

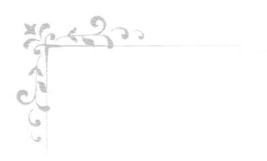

Verifique sempre o seu coração: será que você não elogia os outros com segundas intenções?

## 43

Desfrutar de

um senso de superioridade

ao falar mal dos outros

indica que você é uma pessoa

lamentável.

… (44)

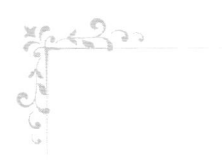

Quando você for criticado por qualquer coisa que fizer, esforce-se para ser uma pessoa comum por um tempo.

## (45)

Quando for dizer algo,

pare e pense:

"Estou dizendo isso por senso

de justiça ou por inveja?".

## 46

Aqueles que mais dizem:
"Não quero ser como essa pessoa",
são os que mais acabam
se tornando iguais a ela.

(47)

Quanto melhor você servir aos outros, melhor você conseguirá administrar os outros.

## 48

Qualquer um consegue identificar as falhas dos outros. Mas não conseguimos enxergar nossas próprias falhas, a menos que os outros as apontem para nós.

## 49

Uma sociedade na qual
os homens querem ser mulheres
e as mulheres querem ser homens,
é como um mundo desgovernado.

## 50

O sucesso financeiro e o sucesso na vida nunca vêm para aqueles que constantemente colocam a culpa nos outros ou no ambiente.

## 51

Não ter convicção indica que a pessoa é oportunista.

## 52

Pessoas sem convicção são aquelas que correm automaticamente para a autoproteção.

## 53

Pessoas sem convicção estão sempre à procura de uma escapatória.

## 54

Pessoas sem convicção são pessoas de duas caras.

## 55

Pessoas sem convicção são aquelas que não querem passar vergonha.

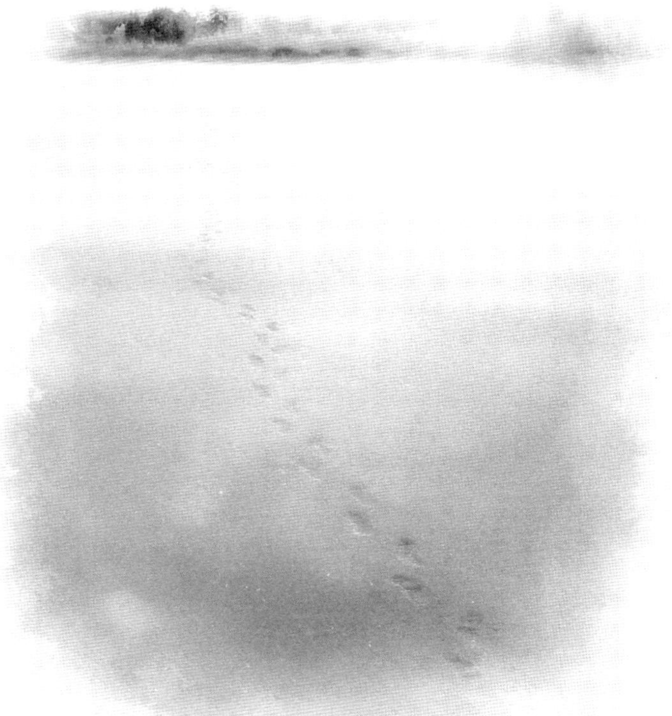

### 56

Pessoas narcisistas estão constantemente preocupadas com a avaliação dos outros.

## 57

Uma grande lacuna entre o que a pessoa pensa em seu nível consciente e subconsciente mostra que ela é mentirosa.

## 58

As mulheres que fingem ser fofas e inocentes têm o coração negro como o breu.

## 59

Quanto mais autocentrada é a pessoa, mais forte é seu ego.

## 60

A pessoa que fala em excesso o faz por não querer que os outros falem mal dela.

## 61

Ninguém seguirá aquele que é submisso ao chefe e hostil com seus subordinados.

(62)

Se você se recusa a ouvir os outros, isso mostra que você é presunçoso.

## 63

Todos têm um complexo de inferioridade. Mas aqueles que ficam obcecados com isso são pessoas egocêntricas.

(64)

Pessoas egocêntricas são pragas para suas organizações.

## 65

Pessoas arrogantes tendem a reunir seguidores e formar um gabinete de comparsas.

## 66

Se você quer fazer bons amigos, primeiro, seja independente.

## 67

Aqueles que pensam que
o mundo está cheio de pessoas más
são, na verdade,
eles próprios o mal maior.

**68**

Ganhar dinheiro é difícil.

Usar o dinheiro é três vezes mais difícil.

## 69

Se você quer ser sábio,

leia livros.

Mas os leitores ávidos

que leem por vaidade não

conseguem ganhar dinheiro.

## 70

A graduação na escola é só um bilhete de entrada. A passagem para o seu destino dependerá do seu esforço.

## 71

Se alguém o repreende,
é porque essa pessoa ainda tem
expectativas em você.

## 72

A diferença entre um "*otaku*" (um nerd) e um "profissional" é o nível de credibilidade social.

## 73

Não arranje desculpas.
Assim, você consegue se tornar
um pouco mais forte.

## 74

Até que ponto você pode aceitar as coisas como sendo de sua responsabilidade? Isso mostra o seu calibre.

## 75

Você tem o hábito de refletir sobre si mesmo? Essa é a única maneira de progredir todos os dias.

## 76

A democracia é um sistema rigoroso. Manter-se no *status quo* significa decadência.

## (77)

Se você puder se corrigir

com as críticas de seus

subordinados,

estará crescendo como pessoa.

## 78

Filhos estúpidos e filhas indolentes são aqueles rigorosos com os outros e generosos consigo mesmos.

**(79)**

Aspirantes a anjos são pessoas severas consigo mesmas e generosas com os outros.

## 80

Saiba que você
ainda é uma mariposa e
não uma borboleta,
se você só se sente atraído por
um homem ou uma mulher
deslumbrante.

## 81

Pessoas que não conseguem controlar seu apetite, tampouco serão capazes de seguir as regras no trabalho.

(82)

Ser viciado em álcool, cigarros, drogas e estimulantes é o mesmo que andar no esgoto usando sapatos de couro.

## 83

O ideal é levar uma vida honesta, da qual ninguém possa reclamar.

## 84

Não pense que você pode manipular a mente dos outros apenas com suas palavras.

## 85

Não pense em usar os outros para parecer grandioso.

## 86

Jamais se torne uma pessoa que toma para si os méritos e a energia dos outros sem sentir um pingo de vergonha.

## 87

Líderes,

não sejam prisioneiros do medo.

## 88

Líderes,

conscientizem-se

do local da sua morte.

## 89

Buscar uma vida confortável neste mundo não deve ser seu objetivo final. O verdadeiro eu é o que permanecerá após a sua morte.

## 90

Não deseje ser imortal. Empenhe-se para ser uma luz eterna.

## 91

Não seja um tolo

que faz sua vida parecer melhor

do que realmente é,

para simplesmente aumentar

sua frustração.

## 92

Almeje ter uma bela vida,

não uma boa aparência.

## 93

Saiba que viver em fuga e se escondendo é uma forma vergonhosa de viver.

## 94

Pessoas que são brilhantes, mas não conseguem ver o quadro geral das coisas, acabarão destruindo seu país.

## 95

Não há ninguém menos confiável do que uma mulher imoral.

## 96

Uma pessoa sem modos
é uma pessoa sem cultura.

## 97

Pessoas arrogantes menosprezam os outros. Elas não têm amor ao próximo.

## 98

As portas para o futuro não se abrirão para aqueles que estão vivendo na glória do passado.

**(99)**

Pessoas sem coragem
não podem se tornar
verdadeiramente sábias;
elas não conseguem tomar
decisões tampouco executá-las.

**(100)**

Pense bem sobre isso:
você está seguindo
seu modo de fazer as coisas
por satisfação própria?
Ou para rejeitar a sabedoria
dos outros?

## Posfácio e explicação

Parece que os jovens e aqueles que conheceram a Verdade recentemente têm dificuldade para encontrar os ensinamentos necessários para eles no momento, dentre a grande coleção de livros que publiquei. Assim, escrevi cem frases curtas essenciais em apenas um dia, e as reuni neste livro, *Palavras para a Vida*.

Espero que você reserve um tempo para folhear este livro no metrô, no ônibus ou antes de dormir, por exemplo, e use as frases para praticar uma meditação reflexiva.

Fazendo um aparte, enquanto escrevia estas frases, fiquei escutando repetidas vezes a canção *Awakening*, que escrevi e compus, para receber inspiração espiritual. Portanto, pode ser que este livro também sirva como uma explicação sobre essa canção.

*Ryuho Okawa*
Mestre e CEO do Grupo Happy Science
11 de dezembro de 2022

# Sobre o autor

Fundador e CEO do Grupo Happy Science. Ryuho Okawa nasceu em 7 de julho de 1956, em Tokushima, no Japão. Após graduar-se na Universidade de Tóquio, juntou-se a uma empresa mercantil com sede em Tóquio. Enquanto trabalhava na matriz de Nova York, estudou Finanças Internacionais no Graduate Center of the City University of New York. Em 23 de março de 1981, alcançou a Grande Iluminação e despertou para Sua consciência central, El Cantare – cuja missão é trazer felicidade para a humanidade.

Em 1986, fundou a Happy Science, que atualmente expandiu-se para mais de 168 países, com mais de 700 templos e 10 mil casas missionárias ao redor do mundo.

O Mestre Ryuho Okawa realizou mais de 3.500 palestras, sendo mais de 150 em inglês. Ele tem mais de 3.100 livros publicados (sendo mais de 600 mensagens espirituais) – traduzidos para mais de 41 línguas –, muitos dos quais se tornaram best-sellers e alcançaram a casa dos milhões de exemplares vendidos, inclusive *As Leis do Sol* e *As Leis do Inferno*. Ele é o produtor executivo dos filmes da Happy Science (até o momento, 27 obras produzidas), sendo o responsável pela história e pelo conceito original deles, além de ser o compositor de mais de 450 músicas, inclusive músicas-tema de filmes.

Ele é também o fundador da Happy Science University, da Happy Science Academy, do Partido da Realização da Felicidade, fundador e diretor honorário do Instituto Happy Science de Governo e Gestão, fundador da Editora IRH Press e presidente da NEW STAR PRODUCTION Co. Ltd. e ARI Production Co. Ltd.

# O que é El Cantare?

El Cantare é o Deus da Terra e é o Deus Primordial do grupo espiritual terrestre. Ele é a existência suprema a quem Jesus chamou de Pai, e é Ame-no-Mioya-Gami, Deus-Pai japonês. El Cantare enviou partes de sua alma à Terra, tais como Buda Shakyamuni e Hermes, para guiar a humanidade e desenvolver as civilizações. Atualmente, a consciência central de El Cantare desceu à Terra como Mestre Ryuho Okawa e está pregando ensinamentos para unir as religiões e integrar vários campos de estudo a fim de guiar toda a humanidade à verdadeira felicidade.

**Alpha**: parte da consciência central de El Cantare, que desceu à Terra há cerca de 330 milhões de anos. Alpha pregou as Verdades da Terra para harmonizar e unificar os humanos nascidos na Terra e os seres do espaço que vieram de outros planetas.

**Elohim**: parte da consciência central de El Cantare, que desceu à Terra há cerca de 150 milhões de anos. Ele pregou sobre a sabedoria, principalmente sobre as diferenças entre luz e trevas, bem e mal.

**Ame-no-Mioya-Gami**: Ame-no-Mioya-Gami (Deus-Pai japonês) é o Deus Criador e ancestral original do povo japonês que aparece na literatura da antiguidade, Hotsuma Tsutae. É dito que Ele desceu na região do monte Fuji 30 mil anos atrás e construiu a dinastia Fuji, que é a raiz da civilização japonesa. Centrados na justiça, os ensinamentos de Ame-no-Mioya-Gami espalharam-se pelas civilizações antigas de outros países do mundo.

**Buda Shakyamuni:** Sidarta Gautama nasceu como príncipe do clã Shakya, na Índia, há cerca de 2.600 anos. Aos 29 anos, renunciou ao mundo e ordenou-se em busca de iluminação. Mais tarde, alcançou a Grande Iluminação e fundou o budismo.

**Hermes:** na mitologia grega, Hermes é considerado um dos doze deuses do Olimpo. Porém, a verdade espiritual é que ele foi um herói da vida real que, há cerca de 4.300 anos, pregou os ensinamentos do amor e do desenvolvimento que se tornaram a base da civilização ocidental.

**Ophealis:** nasceu na Grécia há cerca de 6.500 anos e liderou uma expedição até o distante Egito. Ele é o deus dos milagres, da prosperidade e das artes, e também é conhecido como Osíris na mitologia egípcia.

**Rient Arl Croud:** nasceu como rei do antigo Império Inca há cerca de 7.000 anos e ensinou sobre os mistérios da mente. No mundo celestial, ele é o responsável pelas interações que ocorrem entre vários planetas.

**Thoth:** foi um líder onipotente que construiu a era dourada da civilização de Atlântida há cerca de 12 mil anos. Na mitologia egípcia, ele é conhecido como o deus Thoth.

**Ra Mu:** foi o líder responsável pela instauração da era dourada da civilização de Mu, há cerca de 17 mil anos. Como líder religioso e político, ele governou unificando a religião e a política.

# Sobre a Happy Science

A Happy Science é um movimento global que capacita as pessoas a encontrar um propósito de vida e felicidade espiritual, e a compartilhar essa felicidade com a família, a sociedade e o planeta. Com mais de 12 milhões de membros em todo o globo, ela visa a aumentar a consciência das verdades espirituais e expandir nossa capacidade de amor, compaixão e alegria, para que juntos possamos criar o tipo de mundo no qual todos desejamos viver. Seus ensinamentos baseiam-se nos Princípios da Felicidade – Amor, Conhecimento, Reflexão e Desenvolvimento –, que abraçam filosofias e crenças mundiais, transcendendo as fronteiras da cultura e das religiões.

O **amor** nos ensina a dar livremente sem esperar nada em troca; amar significa dar, nutrir e perdoar.

O **conhecimento** nos leva às ideias das verdades espirituais e nos abre para o verdadeiro significado da vida e da vontade de Deus – o universo, o poder mais alto, Buda.

A **reflexão** propicia uma atenção consciente, sem o julgamento de nossos pensamentos e ações, a fim de nos ajudar a encontrar o nosso eu verdadeiro – a essência de nossa alma – e aprofundar nossa conexão com o poder mais alto. Isso nos permite alcançar uma mente limpa e pacífica e nos leva ao caminho certo da vida.

O **desenvolvimento** enfatiza os aspectos positivos e dinâmicos do nosso crescimento espiritual: ações que podemos adotar para manifestar e espalhar a felicidade pelo planeta. É um caminho que não apenas expande o crescimento de nossa alma, como também promove o potencial coletivo do mundo em que vivemos.

## PROGRAMAS E EVENTOS

Os templos da Happy Science oferecem regularmente eventos, programas e seminários. Junte-se às nossas sessões de meditação, assista às nossas palestras, participe dos grupos de estudo, seminários e eventos literários. Nossos programas ajudarão você a:

- aprofundar sua compreensão do propósito e significado da vida;
- melhorar seus relacionamentos conforme você aprende a amar incondicionalmente;
- aprender a tranquilizar a mente, mesmo em dias muito estressantes, pela prática da contemplação e da meditação;
- aprender a superar os desafios da vida e muito mais.

# Contatos

A Happy Science é uma organização mundial, com centros de fé espalhados pelo globo. Para ver a lista completa dos centros, visite a página happy-science.org (em inglês). A seguir encontram-se alguns dos endereços da Happy Science:

## BRASIL

**São Paulo (Matriz)**
Rua Domingos de Morais 1154,
Vila Mariana, São Paulo, SP
CEP 04010-100, Brasil
Tel.: 55-11-5088-3800
E-mail: sp@happy-science.org
Website: happyscience.com.br

**São Paulo (Zona Sul)**
Rua Domingos de Morais 1154,
Vila Mariana, São Paulo, SP
CEP 04010-100, Brasil
Tel.: 55-11-5088-3800
E-mail: sp_sul@happy-science.org

**São Paulo (Zona Leste)**
Rua Itapeti 860, sobreloja
Tatuapé, São Paulo, SP
CEP 03324-002, Brasil
Tel.: 55-11-2295-8500
E-mail: sp_leste@happy-science.org

**São Paulo (Zona Oeste)**
Rua Rio Azul 194,
Vila Sônia, São Paulo, SP
CEP 05519-120, Brasil
Tel.: 55-11-3061-5400
E-mail: sp_oeste@happy-science.org

**Campinas**
Rua Joana de Gusmão 108,
Jd. Guanabara, Campinas, SP
CEP 13073-370, Brasil
Tel.: 55-19-4101-5559

**Capão Bonito**
Rua General Carneiro 306,
Centro, Capão Bonito, SP
CEP 18300-030, Brasil
Tel.: 55-15-3543-2010

**Jundiaí**
Rua Congo 447,
Jd. Bonfiglioli, Jundiaí, SP
CEP 13207-340, Brasil
Tel.: 55-11-4587-5952
E-mail: jundiai@happy-science.org

**Londrina**
Rua Piauí 399, 1º andar, sala 103,
Centro, Londrina, PR
CEP 86010-420, Brasil
Tel.: 55-43-3322-9073

**Santos / São Vicente**
Tel.: 55-13-99158-4589
E-mail: santos@happy-science.org

**Sorocaba**
Rua Dr. Álvaro Soares 195, sala 3,
Centro, Sorocaba, SP
CEP 18010-190, Brasil
Tel.: 55-15-3359-1601
E-mail: sorocaba@happy-science.org

**Rio de Janeiro**
Rua Barão do Flamengo 32, 10º andar,
Flamengo, Rio de Janeiro, RJ
CEP 22220-080, Brasil
Tel.: 55-21-3486-6987
E-mail: riodejaneiro@happy-science.org

## ESTADOS UNIDOS E CANADÁ

**Nova York**
79 Franklin St.,
Nova York, NY 10013
Tel.: 1-212-343-7972
Fax: 1-212-343-7973
E-mail: ny@happy-science.org
Website: happyscience-usa.org

**Los Angeles**
1590 E. Del Mar Blvd.,
Pasadena, CA 91106
Tel.: 1-626-395-7775
Fax: 1-626-395-7776
E-mail: la@happy-science.org
Website: happyscience-usa.org

**São Francisco**
525 Clinton St.,
Redwood City, CA 94062
Tel./Fax: 1-650-363-2777
E-mail: sf@happy-science.org
Website: happyscience-usa.org

**Havaí – Honolulu**
Tel.: 1-808-591-9772
Fax: 1-808-591-9776
E-mail: hi@happy-science.org
Website: happyscience-usa.org

**Havaí – Kauai**
4504 Kukui Street,
Dragon Building Suite 21,
Kapaa, HI 96746
Tel.: 1-808-822-7007
Fax: 1-808-822-6007
E-mail: kauai-hi@happy-science.org
Website: happyscience-usa.org

**Flórida**
5208 8th St., Zephyrhills,
Flórida 33542
Tel.: 1-813-715-0000
Fax: 1-813-715-0010
E-mail: florida@happy-science.org
Website: happyscience-usa.org

**Toronto (Canadá)**
845 The Queensway Etobicoke,
ON M8Z 1N6, Canadá
Tel.: 1-416-901-3747
E-mail: toronto@happy-science.org
Website: happy-science.ca

# INTERNACIONAL

**Tóquio**
1-6-7 Togoshi, Shinagawa
Tóquio, 142-0041, Japão
Tel.: 81-3-6384-5770
Fax: 81-3-6384-5776
E-mail: tokyo@happy-science.org
Website: happy-science.org

**Londres**
3 Margaret St.,
Londres, W1W 8RE, Reino Unido
Tel.: 44-20-7323-9255
Fax: 44-20-7323-9344
E-mail: eu@happy-science.org
Website: happyscience-uk.org

**Sydney**
516 Pacific Hwy, Lane Cove North,
NSW 2066, Austrália
Tel.: 61-2-9411-2877
Fax: 61-2-9411-2822
E-mail: sydney@happy-science.org
Website: happyscience.org.au

**Kathmandu**
Kathmandu Metropolitan City
Ward Nº 15, Ring Road, Kimdol,
Sitapaila Kathmandu, Nepal
Tel.: 977-1-427-2931
E-mail: nepal@happy-science.org

**Kampala**
Plot 877 Rubaga Road, Kampala
P.O. Box 34130, Kampala, Uganda
E-mail: uganda@happy-science.org

**Paris**
56-60 rue Fondary 75015
Paris, França
Tel.: 33-9-50-40-11-10
Website: www.happyscience-fr.org

**Berlim**
Rheinstr. 63, 12159
Berlim, Alemanha
Tel.: 49-30-7895-7477
E-mail: kontakt@happy-science.de

**Seul**
74, Sadang-ro 27-gil,
Dongjak-gu, Seoul, Coreia do Sul
Tel.: 82-2-3478-8777
Fax: 82-2- 3478-9777
E-mail: korea@happy-science.org

**Taipé**
No 89, Lane 155, Dunhua N. Road.,
Songshan District, Cidade de Taipé 105,
Taiwan
Tel.: 886-2-2719-9377
Fax: 886-2-2719-5570
E-mail: taiwan@happy-science.org

**Kuala Lumpur**
No 22A, Block 2, Jalil Link Jalan
Jalil Jaya 2, Bukit Jalil 57000, Kuala
Lumpur, Malásia
Tel.: 60-3-8998-7877
Fax: 60-3-8998-7977
E-mail: malaysia@happy-science.org
Website: happyscience.org.my

# Outros livros de Ryuho Okawa

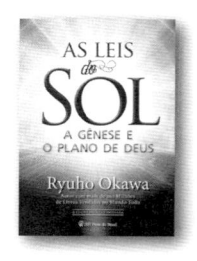

**As Leis do Sol** – *A Gênese e o Plano de Deus*
IRH Press do Brasil
Ao compreender as leis naturais que regem o universo e desenvolver sabedoria pela reflexão com base nos Oito Corretos Caminhos, o autor mostra como acelerar nosso processo de desenvolvimento e ascensão espiritual. Edição revista e ampliada.

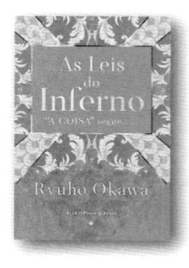

**As Leis do Inferno** – *A "coisa" segue.....*
IRH Press do Brasil
Quer você acredite ou não, o mundo espiritual e o Inferno existem. A população atual da Terra superou 8 bilhões e, infelizmente, a verdade é que uma de cada duas pessoas está indo para o Inferno. Conheça a verdade espiritual que rege a Terra e descubra qual é o mundo que aguarda você após a morte.

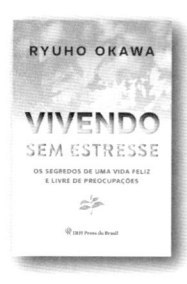

**Vivendo sem estresse** – *Os segredos de uma vida feliz e livre de preocupações* – IRH Press do Brasil
Por que passamos por tantos desafios? Deixe os conselhos deste livro e a perspectiva espiritual ajudá-lo a navegar pelas turbulentas ondas do destino com um coração sereno. Melhore seus relacionamentos, aprenda a lidar com as críticas e a inveja, e permita-se sentir os milagres dos Céus.

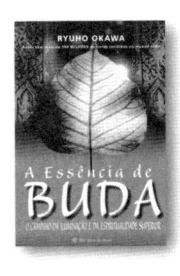

**A Essência de Buda** – *O caminho da iluminação e da espiritualidade superior* – IRH Press do Brasil
Este guia almeja orientar aqueles que estão em busca da iluminação. Você descobrirá que os fundamentos espiritualistas, tão difundidos hoje, na verdade foram ensinados por Buda Shakyamuni, como os Oito Corretos Caminhos, as Seis Perfeições, a Lei de Causa e Efeito e o Carma, entre outros.

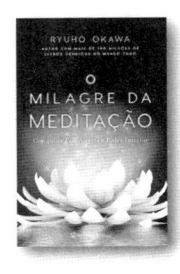

**O Milagre da Meditação** – *Conquiste paz, alegria e poder interior* – IRH Press do Brasil
A meditação pode abrir sua mente para o potencial de transformação que existe dentro de você e conecta sua alma à sabedoria celestial, tudo pela força da fé. Este livro combina o poder da fé e a prática da meditação para ajudá-lo a conquistar paz interior e cultivar uma vida repleta de altruísmo e compaixão.

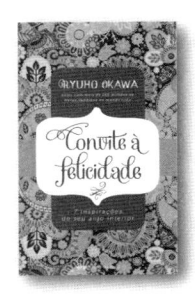

**Convite à Felicidade** – *7 inspirações do seu anjo interior*
IRH Press do Brasil
Este livro traz métodos práticos para criar novos hábitos para uma vida mais leve, despreocupada, satisfatória e feliz. Por meio de sete inspirações, você será guiado até o anjo que existe em seu interior: a força que o ajuda a obter coragem e inspiração e ser verdadeiro consigo mesmo.

### As Leis da Coragem
Seja como uma flama ardente e libere seu verdadeiro potencial

### As Leis da Invencibilidade
Como desenvolver uma mente estratégica e gerencial

### Twiceborn
Partindo do comum até alcançar o extraordinário

### A Mente Inabalável
Como superar as dificuldades da vida

### Os Verdadeiros Oito Corretos Caminhos
Um guia para a máxima autotransformação

### O Renascimento de Buda
A sabedoria para transformar sua vida

### Think Big - Pense Grande
O poder para criar o seu futuro

### Ame, Nutra e Perdoe
Um guia capaz de iluminar sua vida

### Estou Bem!
7 passos para uma vida feliz

### Trilogia: O Estigma Oculto

---

Para mais informações, acesse: www.okawalivros.com.br